血圧を下げるジュースレシピ 50: 高血圧を簡単に下げる方法

ジョセフ　コレア著

Joseph Correa

公認スポーツ栄養士

著作権

この刊行物は、主題内容に関して、正確で信頼できる情報を提供するよう意図されています。

著者も発行者も、医療アドバイスは提供はしていないという理解の上で、本書は販売されています。もし医療アドバイスやアシスタントが必要な場合は、医師にご相談下さい。

本書はガイドであり、あなたの健康を損なう方法で使用されるべきではありません。栄養プランを始める前に、医師に相談し、そのプランがあなたに合ったものかご確認下さい。

著者からの挨拶

家族からの動機づけと協力なしには、本書の実現と成功はなかったでしょう。

血圧を下げるジュースレシピ 50: 高血圧を簡単に下げる方法

ジョセフ　コレア著

Joseph Correa

公認スポーツ栄養士

目次

著者について

公認スポーツ栄養士として、適切な栄養取得が、身体や精神にポジティブに影響することを心から信じています。何年にもおいて私が健康でいられるのは、私の知識や経験のおかげで、家族や友達にもそれらの知識や経験を共用しています。健康な食事や水分の摂り方を知れば知るほど、自分の食生活や人生をより早く改善したいと思うでしょう。

栄養素は健康で長生きする為の鍵となります。さぁ今日から始めましょう。

はじめに

「血圧を下げるジュースレシピ 50」は、自然な方法で血圧管理ができ、血圧を早く下げる助けとなります。高血圧は深刻な健康問題で、運動と適切な食生活で取り組まれるべきものです。　ここに紹介するレシピは食事に取って代わるものではなく、あなたの日々の食生活を補足するものです。

忙しすぎて正しい食事が摂れないという問題を抱えることがありますが、だからこそ、この本は時間を節約しながら、到達したい目標を達成できるよう体に栄養素を与えることを可能にするのです。

この本によって：

―高血圧を下げることができる

―体脂肪を減らすことができる

―血流をきれいにする

―エネルギーが増える

―新陳代謝を自然に促進し、痩せることができる

―消化器官の働きを改善できる

ジョセフ　コレアは公認スポーツ栄養士であり、プロのスポーツ選手です。

血圧を下げるジュースレシピ 50

1. サプライズサンライズ

高血圧の問題を抱えてる人にとって、このジュースレシピは解決策となります。ビタミンとミネラルが豊富に摂取でき、あなたの身体を健康なエネルギー増設工場へと変えてくれます。

効果：

セロリはカルシウムの含有量が高いので有名です。セロリは高血圧を制御管理してくれます。洋ナシは抗酸化作用をもっており、高血圧を防ぎます。

材料：

- リンゴ―中 2 個 360g
- 人参―中 2 本 122g
- セロリ―大 3 本 Celery 190g
- レモン（皮をむいて）- 2 個 165g
- 洋ナシ- 中 2 個 356g

作り方：

- 全ての材料を水洗いします。
- それぞれからよく果汁を絞り、新鮮なジュースを すぐいただきます。

総カロリー: 381

ビタミン：ビタミン A　785ug, ビタミン C　187mg, カルシウム 130mg

ミネラル: ナトリウム 221mg, ポタシウム 2454mg

糖質 55g

2.　ライトクリーム

1 日をリラックスし、十分なエネルギーで過ごす最善の方法は、1 日の始まりにジュースを飲むことです。このレシピは、それ以上の効果を期待できるでしょう。

効果：

ほうれん草にだけ含まれるある種のたんぱく質は高血圧を下げる効果があります。ピーマンはコレステロールと高血圧を下げる作用があると知られています。

材料：

- きゅうり - 1/2 本 150g
- パセリ - 2 つかみ 80g
- ピーマン - 中 1/2 個 59g
- ほうれん草 - 1 カップ 30g
- トマト – 中 3 個 350g
- 赤キャベツ – 葉 1 枚 22g

作り方:

- 全ての材料を水洗いします。
- それぞれからよく果汁を絞り、新鮮なジュースを
  いただきます。

総カロリー: 115

ビタミン: ビタミン A 205ug, ビタミン C 97mg, カルシウム 221mg

ミネラル: ナトリウム 212mg, ポタシウム 1755mg

糖質 13g

3. マインド　リフティング

様々な果物や野菜は健康な身体をつくるのに最適です。だからこそ、このレシピは朝に適していて、効果大、そしてヘルシーです。

効果:

最近の調査では、ポタシウムが多く含まれた食品は血圧を下げる作用があるとされています。オレンジはビタミン C の宝庫です。

材料:

- きゅうり - 1 本 300g
- オレンジ - 2 個 260g
- パイナップル - 1/4 個 226.25g
- ほうれん草 - 5 つかみ 125g
- バナナ – 中 1 本 90g

作り方:

- 全ての材料を水洗いします。
- それぞれからよく果汁を絞り、新鮮なジュースを いただきます。

総カロリー: 184

ビタミン: ビタミン A 421ug, ビタミン C 154mg, カルシ ウム 202mg

ミネラル: ナトリウム 71mg, ポタシウム 1322mg

糖質 30g

4. HT ジュース

ヘルシーな身体と精神を求めるときは、葉物の野菜を含み、飲みやすくしたジュースレシピを試してみましょう。

効果:

ライムジュースはポタシウムを含むため、心疾患がある人には最適です。また、ライムジュースは血圧を管理し、精神的なストレスを減らす効果でも知られています。

材料:

- りんご–中 2 個 364g
- ケール–葉 5 枚 175g
- ライム - 1/2 個 32g
- オレンジ - 150g
- にんじん–大 1 本 70g

作り方:

- 全ての材料を水洗いします。
- それぞれからよく果汁を絞り、新鮮なジュースを いただきます。

総カロリー: 160

ビタミン: ビタミン A 300ug, ビタミン C 191mg, カルシウム 109mg

ミネラル: ナトリウム 103mg, ポタシウム 1437mg

糖質 43g

5.　　ビッグ A

身体を健康なものにするのに重要な、ミネラルやビタミンを含んだ新しいジュースのレシピを試しましょう。このジュースも朝に最適です。

効果:

リンゴに含まれるペクチンはコレステロール値を下げ、血圧も下げます。洋ナシのジュースは抗炎症効果があり、栄養価が高いです。

材料：

- リンゴ – 中 2 個 360g
- 皮をむいたオレンジ - 1 個 130g
- 洋ナシ – 中 2 個 356g
- サツマイモ - 130g
- ライム ½個 - 33g

作り方:

- 全ての材料を水洗いします。
- それぞれからよく果汁を絞り、新鮮なジュースを いただきます。

総カロリー: 307

ビタミン: ビタミン A 610ug, ビタミン C 61mg, カルシ ウム 123mg

ミネラル: ナトリウム 120mg, ポタシウム 1221mg

糖質 60g

6. スイートデイ

このジュースのレシピは、心臓に良い作用があります。過去に心疾患を患ったことがある人は、これを試し、効果を見てください。

効果:

ビートは薬に似た属性があり、血圧を正常にし、エネルギーを作るのに必要な炭水化物を豊富に含んでいます。

材料:

- ゴールデンビート - 1 個 80g
- 人参 – 大 3 本 215g
- きゅうり - 1/2 本 150g
- 生姜 - 1/2 房 12g
- ライム - ½ 個 33g

作り方:

- 全ての材料を水洗いします。
- それぞれからよく果汁を絞り、新鮮なジュースを
  いただきます。

総カロリー: 137

ビタミン: ビタミン A 1104ug, ビタミン C 19mg, カルシ
ウム 143mg

ミネラル: ナトリウム 265mg, ポタシウム 1391mg

糖質 22g

7.　グリーンゴッド

このレシピは、豊富な栄養素を含んでいるため、日中に摂取し、消化するのが身体に良く、ランチに適しているでしょう。

効果:

きゅうりは健康な結合組織に欠かせない食材で、血圧を下げる効果もあります。

材料 :

- セロリ - 4 本, 大 255g
- きゅうり - 1 本 300g
- 生姜 - 1 房 24g
- レモン - 1/2 個 42g

作り方:

- 全ての材料を水洗いします。
- それぞれからよく果汁を絞り、新鮮なジュースをいただきます。

総カロリー: 183

ビタミン: ビタミン A 764ug, ビタミン C 171mg, カルシウム 312mg

ミネラル: ナトリウム 195mg, ポタシウム 1872mg

糖質 30g

8.　　ヒーリングミックス

このレシピは、身体を健康にし、気分まで良くして
くれます。レモンとオレンジの組み合わせが強すぎ
ると感じるなら、どちらか 1 つを省いても良いでし
ょう。両方摂れるならより良いです。

効果:

レモン汁は、気持ちの落ち込みを助け、高血圧を管
理し、ビタミン C の摂取は、消化性潰瘍の発生率を
下げます。

材料:

- セロリ - 4 本, 大 255g
- 皮付きレモン - 1/2 個 28g
- 皮なしオレンジ − 大 1 個 180g
- ほうれん草 - 5 つかみ 125g

作り方:

- 全ての材料を水洗いします。
- それぞれからよく果汁を絞り、新鮮なジュースを
  いただきます。

総カロリー: 202

ビタミン: ビタミン A 250ug, ビタミン C 87mg, カルシ
ウム 211mg

ミネラル: ナトリウム 211mg, ポタシウム 1501mg

糖質 40g

9. グロールジュース

ヘルシーな身体を目指す人の現代のライフスタイルにあった手軽な方法がジュースのレシピです。このジュースは血圧を下げ、心臓を強くする効果があります。

効果:

生姜はコレステロールを下げ、高血圧を下げる効力があるといわれます。リンゴの皮から摂れるエッセンスは、肝臓がんを防ぐといわれているので、皮のままリンゴを良く洗い、果汁を絞ると良いでしょう。

材料:

- リンゴ- 中 2 個 365g
- セロリ - 3 本、大 192g
- きゅうり - 1 きゅうり 300g
- 皮つきライム- 1 個 65g
- パセリ- 1 束 150g

作り方:

- 全ての材料を水洗いします。
- それぞれからよく果汁を絞り、新鮮なジュースを いただきます。

総カロリー: 202

ビタミン: ビタミン A 590ug, ビタミン C 156mg, カルシウム 281mg

ミネラル: ナトリウム 197mg, ポタシウム 1789mg

糖質 28g

10.　オールスタージュース

この果物とおいしい野菜の素晴らしい組み合わせの
ジュースで 1 日を元気にスタートしましょう。これ
らの材料は栄養素とビタミンが豊富なので、完璧で
す。

効果:

洋ナシは血圧を下げる抗癌グルタチオンが含まれて
います。また、人参にも血圧を下げる効果があるベ
ータカロチンが含まれています。

材料:

- 人参 – 中 4 本 220g
- きゅうり - 1 本 300g
- レモン – 1 個 58g
- 洋ナシ - 中 1 個 178g
- セロリ – 大 1 本 62g

作り方:

- 全ての材料を水洗いします。
- それぞれからよく果汁を絞り、新鮮なジュースを
  いただきます。

総カロリー: 210

ビタミン: ビタミン A 1044ug, ビタミン C 40mg, カルシ
ウム 139mg

ミネラル: ナトリウム 149mg, ポタシウム 1451mg

糖質 32g

11.　ジュニアジュース

1 秒 1 秒が大事で、健康になるのに時間が足りない
と思うときでも、身体を無視してはいけません。こ
の素晴らしいジュースは短時間にあなたと身体を健
康にしてくれます。

効果:

セロリは高血圧を下げ、栄養価が高い食物です。

材料:

- セロリ－大 3 本 190g
- きゅうり - 1/2 本 150g
- 生姜 - 1/2 房 12g
- ケール－葉 2 枚 70g
- バナナ－中 1 本 90g

作り方:

- 全ての材料を水洗いします。

- それぞれからよく果汁を絞り、新鮮なジュースを いただきます。

総カロリー: 200

ビタミン: ビタミン A 503ug, ビタミン C 176mg, カルシ ウム 276mg

ミネラル: ナトリウム 133mg, ポタシウム 1569mg

糖質 45g

12.　　ミスターハート　ヘルシー　ミックス

バナナとリンゴの組み合わせで実現した素晴らしい味のこの心臓に良いジュースで 1 日をスタートしましょう。

効果:

バナナは血圧を下げるのに重要な役割を果たします。リンゴはコレステロールを下げるだけでなく、骨密度を上げます。

材料:

- 人参 – 中 4 本 242g
- セロリ - 大 3 本, 190g
- 生姜 - 1/2 房 11g
- バナナ – 中 1 本 90g
- リンゴ – 中 1 個 180g

作り方:

- 全ての材料を水洗いします。
- それぞれからよく果汁を絞り、新鮮なジュースを いただきます。

総カロリー: 233

ビタミン: ビタミン A 1312ug, ビタミン C 27mg, カルシウム 143mg

ミネラル: ナトリウム 310mg, ポタシウム 1670mg

糖質 44g

13.　サニースタートブレックファストドリンク

朝に最適なジュースを紹介します。エネルギーに満ちた 1 日にしてくれ、ビタミンが豊富に含まれたジュースです、お試しあれ。

効果:

トマトは心臓に良いとされ、血圧を下げるとも言われています。また、ビタミン C が豊富なので知られています。

材料:

- 青リンゴ- 中 1 個 180g
- きゅうり－1 本 300g
- マスカット- 15 粒 90g
- ほうれん草 - 2 カップ 60g
- トマト－中 1 個 121g

作り方:

- 全ての材料を水洗いします。
- それぞれからよく果汁を絞り、新鮮なジュースを
  いただきます。

総カロリー: 179

ビタミン: ビタミン A 540ug, ビタミン C 59mg, カルシ
ウム 144mg

ミネラル: ナトリウム 112mg, ポタシウム 1448mg

糖質 31g

14.　ビート　レイニー　ディレイ

ヘルシーな習慣を始めようと思っているなら、ジュースから始めるのが良いでしょう。このジュースにあるサツマイモの新しい味覚は、あなたを楽しませてくれるでしょう。

効果:

医学の報告書によると、ビートを食習慣に取り入れると、心疾患から身体を守るといわれています。また、赤血球の再生を促進し、新鮮な酸素を血中に取り入れてくれます。

材料:

- リンゴ – 中 1 個 180g
- ビート - 1 個 170g
- レモン - 1/2 個 42g
- 皮なしオレンジ - 2 個 262g
- サツマイモ - 1 本 130g

作り方:

- 全ての材料を水洗いします。
- それぞれからよく果汁を絞り、新鮮なジュースを いただきます。

総カロリー: 245

ビタミン: ビタミン A 450ug, ビタミン C 87mg, カルシウム 137mg

ミネラル: ナトリウム 227mg, ポタシウム 1894mg

糖質 34g

15.　レインボー　パレード

今日の科学は、野菜と果物が身体にどれだけ重要かに関して、まだまだ新しい発見をしています。このジュースは、あなたが毎日の食事に加えたいと思える程素晴らしいものです。

効果:

最近の調査で、マグネシウムと食物繊維が豊富な食物は、血圧を健康な値まで下げる効果があるといわれています。ほうれん草は血を作り、赤血球を再生するといわれています。

材料:

- セロリ−中 4 本, 160g
- きゅうり - 1/2 本 150g
- 葡萄- 2 カップ 180g
- ほうれん草 - 4 カップ 120g

作り方:

- 全ての材料を水洗いします。
- それぞれからよく果汁を絞り、新鮮なジュースを いただきます。

総カロリー: 219

ビタミン: ビタミン A 322ug, ビタミン C 37mg, カルシ ウム 179mg

ミネラル: ナトリウム 144mg, ポタシウム 1671mg

糖質 38g

16.　　スマイリング　パイナップル　ミックス

このレシピも是非試していただきたい 1 品です。パイナップル好きなら、たまらないレシピですので、家族でお楽しみ下さい。

効果:

レモン汁は心臓に良いといわれ、高血圧も管理できるといわれます。1 日に 1 本人参を食べることで、脳卒中のリスクを 66%近く下げるといわれています。

材料:

- 人参 – 中 3 本 180g
- レモン - 1/2 個 40g
- パイナップル - 1/4 個 225g
- ほうれん草 - 2 つかみ 50g

作り方:

- 全ての材料を水洗いします。
- それぞれからよく果汁を絞り、新鮮なジュースを
  いただきます。

総カロリー: 202

ビタミン: ビタミン A 975ug, ビタミン C 150mg, カルシ
ウム 165mg

ミネラル: ナトリウム 210mg, ポタシウム 1410mg

糖質 37g

17. クランベリー　デライト　ジュース

このジュースは、普段あまり使われないたくさんの食材を使っているので、試してみて、素晴らしい効果を実感してみてください。

効果:

ビタミン C が豊富なオレンジは、感染症と戦う白血球の働きを促進し、最近の調査では血圧を下げる働きとの関係もあるとされています。

材料:

- クランベリー- 3 カップ, 300g
- 生姜- 2 房 45g
- 皮つきライム - 2 個 134g
- バナナ – 中 1 本 90g

作り方:

- 全ての材料を水洗いします。
- それぞれからよく果汁を絞り、新鮮なジュースを
  いただきます。

総カロリー: 285

ビタミン: ビタミン A 145ug, ビタミン C 219mg, カルシ
ウム 172mg

ミネラル: ナトリウム 7mg, ポタシウム 1128mg

糖質 48g

18.　　ケールバウ

ケールはビタミンとミネラルが豊富で、血圧を下げ、1 日気分良く過ごせます。味が気にならないようでしたら、栄養素を加えるため、よりたくさんの葉を加えましょう。

効果:

ケールは高血圧を下げる様々な複合物を含んでおり、また、最近の調査ではレモンがコレステロールを減らすことが分かってきています。

材料:

- リンゴ – 中 2 個 320g
- ケール – 葉 2 枚 (8-12 インチの大きさ) 70g
- 皮なしレモン - 1 個 58g
- トマト – 中 1 個 120g

作り方:

- 全ての材料を水洗いします。
- それぞれからよく果汁を絞り、新鮮なジュースを
  いただきます。

総カロリー: 275

ビタミン: ビタミン A 434ug, ビタミン C 91mg, カルシ
ウム 201mg

ミネラル: ナトリウム 190mg, ポタシウム 1448mg

糖質 45g

19.　キャロット　ライム　マックス

たくさん食べた後、または　たくさん食べているときに飲むのに適したジュースです。ライムとピーマンの組み合わせが、風味をピリッとさせますが、バナナが甘さを加えます。もしもっと飲みやすくしたければ、バナナをもう半分加えてください。

効果:

常日頃から人参を摂取すると、コレステロール値が下がり、心臓関係の問題を防げるといわれます。また、肝臓をきれいにする効果もあるとされています。

材料:

- 人参 – 大 2 本 170g
- セロリ – 大 2 本 128g
- ライム - 1/2 個 32g
- ピーマン - 1 個 14g
- ほうれん草- 2 カップ 60g

- バナナ – 中 1 本 90g

作り方:

- 全ての材料を水洗いします。
- それぞれからよく果汁を絞り、新鮮なジュースを
  いただきます。

総カロリー: 110

ビタミン: ビタミン A 875ug, ビタミン C 32mg, カルシ
ウム 127mg

ミネラル:ナトリウム 255mg, ポタシウム 1329mg

糖質 15g

20.　キューカンバー　ハイ

もし健康な身体を手に入れるのがあなたの目標なら、是非このジュースを試してみて下さい。味が嫌いなら、たまねぎの量を減らしても良いですが、レシピのままに従ったほうが、効果がよく表れるでしょう。

効果:

パセリは抗酸化作用があり血圧を健康なレベルに保ってくれるとされます。トマトジュースはビタミンC, カルシウム、リンが豊富に含まれます。

材料:

- きゅうり-1 本 300g
- レモン-1 個 55g
- たまねぎ - 15g
- パセリ - 1 つかみ 140g
- トマト－小 2 個 180g

作り方:

- 全ての材料を水洗いします。
- それぞれからよく果汁を絞り、新鮮なジュースを
  いただきます。

総カロリー: 79

ビタミン: ビタミン A 255ug, ビタミン C 105mg, カルシ
ウム 98mg

ミネラル: ナトリウム 30mg, ポタシウム 1077mg

糖質 10g

21. ブロッコリー　ミックス

あなたが捜し求めていたジュースがこれか試してみて下さい。ジュースレシピの良いことは、作るのに手間がかからないのに、素晴らしい効果が得られるところです。

効果:

ブロッコリーはインスリンの働きを整え、血糖を抑えるため、血圧を抑える作用があります。

材料:

- リンゴ – 中 1 個 180g
- ブロッコリー- 1 房 150g
- 人参 – 大 2 本 110g
- セロリ – 大 3 本、190g
- オリーブオイル- 大さじ 1 杯 13.5g

作り方:

- 全ての材料を水洗いします。
- それぞれからよく果汁を絞り、新鮮なジュースを
いただきます。

総カロリー: 224

ビタミン: ビタミン A 1003ug, ビタミン C 110mg, カルシウム 196mg

ミネラル: ナトリウム 215mg, ポタシウム 1335mg

糖質 19g

22.　ブルーベリー　サプライズ　ミックス

ブルーベリーは美味しいだけでなく、素晴らしい抗酸化作用を持ちます。これらの食材をミックスすると、朝だけでなく、1日中飲める素晴らしいジュースになります。

効果:

身体を正しく機能させるビタミンがブルーベリーには豊富に含まれています。ブルーベリーは、強い免疫システムを維持してくれるのでも知られています。

材料:

- リンゴ- 中 1 個 180g
- ブルーベリー- 1 カップ 140g
- ブロッコリー - 1 房 151g
- トマト – 中 1 個 120g

作り方:

- 全ての材料を水洗いします。
- それぞれからよく果汁を絞り、新鮮なジュースを
  いただきます。

総カロリー: 203

ビタミン: ビタミン A 784ug, ビタミン C 102mg, カルシウム 115mg

ミネラル: ナトリウム 188mg, ポタシウム 1431mg

糖質 39g

23. フィット　ジンジャー　ジュース

１日中いつ飲んでも良いジュースを紹介します。量の多い食事を摂る際は、最低 30 分前に摂取して下さい。

効果:

人参に含まれるペクチンは、血清コレステロール値を下げる作用があり、また人参は視力を良くするビタミン A も豊富に含まれています。

材料:

- 人参 – 中 2 本 120g
- 生姜- 1/2 房 12g
- レモン - 1 個 50g
- ほうれん草 - 2 つかみ 50g

作り方:

- 全ての材料を水洗いします。
- それぞれからよく果汁を絞り、新鮮なジュースを いただきます。

総カロリー: 190

ビタミン: ビタミン A 1059ug, ビタミン C 71mg, カルシ ウム 161mg

ミネラル: ナトリウム 192mg, ポタシウム 1430mg

糖質 31g

24.　　オレンジ　バナナ　ミックス

血圧と心臓の疾患がある人にはもってこいのジュースです。このジュースの食材は、免疫システムを高める栄養素をたくさん含んでいます。

効果:

フラボノイドとビタミン C をたくさん含んだオレンジは、心疾患のリスクを下げるといわれています。オレンジに含まれるヘスペリジンというフラボノイドは、高血圧を下げる効果があります。

材料:

- リンゴ- 中 2 個 360g
- 生姜- 1/2 房 12g
- ライム- ½ 個 30g
- 皮なしオレンジ- 1 個 130g
- バナナ– 中 1 本 90g

作り方:

- 全ての材料を水洗いします。
- それぞれからよく果汁を絞り、新鮮なジュースを
  いただきます。

総カロリー: 166

ビタミン: ビタミン A 15ug, ビタミン C 71mg, カルシウ
ム 115mg

ミネラル: ナトリウム 85mg, ポタシウム 982mg

糖質 34g

25.　心疾患予防のグレープフルーツ

このジュースは、高血圧と心疾患を防ぐのに最適の
ジュースです。グレープフルーツはコレステロール
を下げる頼もしいフルーツです。味が嫌いではない
のなら、グレープフルーツを丸 1 個つかって、更な
る効果を得ましょう。

効果:

セロリーを食生活にとりいれることで、心臓病から
身を守り、血圧も下げれるといわれています。人参
は肝臓をきれいにし、胆汁の分泌を促します。

材料:

- リンゴ- 大 1 個 200g
- 皮なしグレープフルーツ – 大 1/2 個 160g
- ビート- 1 個 175g
- 人参 – 中 4 本 244g
- セロリ – 大 1 本, 60g

作り方:

- 全ての材料を水洗いします。
- それぞれからよく果汁を絞り、新鮮なジュースを
  いただきます。

総カロリー: 175

ビタミン: ビタミン A 1632ug, ビタミン C 38mg, カルシ
ウム 181mg

ミネラル: ナトリウム 398mg, ポタシウム 1651mg

糖質 33g

26.　ざくろパワー

ざくろは美味しいフルーツで、他の食材に加えると独特の風味を醸し出します。夜にはお勧めしませんが、朝か昼に試してみて下さい。

効果:

レモン汁は高血圧を抑制するだけでなく、精神的なストレスや落ち込みを防ぐといわれています。

材料:

- ブルーベリー- 1 カップ 145g
- レモン – ½個 30g
- ざくろ - 1 個 280g
- バナナ – 中 1 本 100g

作り方:

- 全ての材料を水洗いします。

- それぞれからよく果汁を絞り、新鮮なジュースを
  いただきます。

総カロリー: 176

ビタミン: ビタミン A 4ug, ビタミン C 42mg, カルシウ
ム 27mg

ミネラル: ナトリウム 6mg, ポタシウム 580mg

糖質 35g

27.　プラス　スタート

なんて豊富なビタミンとミネラルが含まれてるんでしょう！ケールとほうれん草が 1 つのドリンクに含まれるなんて素晴らしいです。1 週間に 1 度はこのジュースを飲むようにしましょう。

効果:

1 日に 2 個リンゴを食べる人は、コレステロールを 15％下げれるといわれています。リンゴはまた、血圧も下げるといわれます。

食材:

- リンゴ- 中 2 個 360g
- ケール – 葉 2 枚 70g
- ほうれん草 - 2 カップ 50g
- ライム – ½ 個 30g

作り方:

- 全ての材料を水洗いします。
- それぞれからよく果汁を絞り、新鮮なジュースを いただきます。

総カロリー: 132

ビタミン: ビタミン A 453ug, ビタミン C 87mg, カルシ ウム 126mg

ミネラル: ナトリウム 51mg, ポタシウム 815mg

糖質 25g

28.　キャロット　カット

このジュースを飲んでみると、美味しさにびっくりするでしょう。それだけでなく、このジュースには不可欠なビタミンがたくさん含まれています。高血圧を患っている人には必須のジュースです。

効果:

人参に含まれるペクチンは、血清コレステロール値を下げ、1部の研究によると、血圧も下げる効果があるといわれています。

材料:

- リンゴ－中 2 個　360g
- 人参－中 2 本 120g
- 生姜- 1/2 房　12g
- きゅうり－小 1 本 200g

作り方:

- 全ての材料を水洗いします。
- それぞれからよく果汁を絞り、新鮮なジュースを
  いただきます。

総カロリー: 185

ビタミン: ビタミン A 750ug, ビタミン C 25mg, カルシ
ウム 54mg

ミネラル: ナトリウム 48mg, ポタシウム 609mg

糖質 27g

29. ピーチ　アドア

時間なんて関係なく、このジュースは 1 日いつでも楽しめます。全ての食材を確認してみて、本当に美味しいこのジュースを試して下さい。

効果:

桃はバランスの取れた血圧を維持する助けになり、血液をきれいにする効果もあります。

材料:

- 人参 –中 3 本 130gg
- レモン - ½個 42g
- 桃 – 中 5 個 750g
- オレンジ- 中 1 個 120g

作り方:

- 全ての材料を水洗いします。

- それぞれからよく果汁を絞り、新鮮なジュースを いただきます。

総カロリー: 362

ビタミン: ビタミン A 520ug, ビタミン C 71mg, カルシウム 215mg

ミネラル: ナトリウム 401mg, ポタシウム 3024mg

糖質 7g

30.　　スイート　P

ビタミンとミネラル豊富なサツマイモを使った美味しいジュースのレシピです。高血圧と肌の病気を防ぐのに欠かせないベータカロチンが豊富に含まれます。

効果:

サツマイモは栄養価が高く、ビートは血液をきれいにするといわれます。

材料:

- リンゴ – 中 2 個 364g
- ビート - 1 個 82g
- サツマイモ - 1 本, 130g
- バナナ – 中 1 本 100g

作り方:

- 全ての材料を水洗いします。
- それぞれからよく果汁を絞り、新鮮なジュースを
  いただきます。

総カロリー: 201

ビタミン: ビタミン A 640ug, ビタミン C 16mg, カルシ
ウム 53mg

ミネラル: ナトリウム 420mg, ポタシウム 3105mg

糖質 30g

31.　パイナップル　オレンジ　ミックス

ヘルシーな精神と身体は万人のモットーでしょう。お好みにあわせ、生姜とケールの量を調整してみてください。

効果:

オレンジは血圧を下げるといわれ、生姜はコレステロールを下げるといわれます。

材料:

- 生姜- ½房 12g
- ケール – 葉 4 枚 140g
- オレンジ –小 1 個 96g
- パイナップル –細かく切ったもの 1 カップ, 165g
- きゅうり – 1 本 300g

作り方:

- 全ての材料を水洗いします。
- それぞれからよく果汁を絞り、新鮮なジュースを いただきます。

総カロリー: 250

ビタミン: ビタミン A 594ug, ビタミン C 241mg, カル シウム 203mg

ミネラル: ナトリウム 39mg, ポタシウム 1160mg

糖質 40g

32.　ビート　ピーチ　サボレ

自己の健康より大事なものはありません。このジュースミックスで、身体が必要としているビタミンと栄養素を供給して下さい。見た目の色に気をとらわれず、味を楽しんで下さい。

効果:

ビートに含まれる大量の鉄分は、赤血球を再生し、活性化します。ビートは、また血圧を調整し、通常化します。

材料:

- リンゴ -中 1 個 180g
- ビート- 1 個 82g
- レモン - 1/2 個 29g
- 桃-中 1 個 120g

作り方:

- 全ての材料を水洗いします。
- それぞれからよく果汁を絞り、新鮮なジュースを
  いただきます。

総カロリー: 180

ビタミン: ビタミン A 10ug, ビタミン C 101mg, カルシ
ウム 45mg

ミネラル: ナトリウム 44mg, ポタシウム 760mg

糖質 39g

33. ほうれん草パンチ

ジュースを飲むことは、健康になる為の手段として人気を得てきていますが、将来的にまだまだ人気がでると思います。このほうれん草のジュースで、血圧を管理し、流行を先取りしましょう。

効果:

生姜は血圧を下げ、癌のリスクを下げる効果があります。

材料:

- リンゴ－中 1 個 180g
- 人参－中 2 本 120g
- 生姜- 1/2 房 12g
- ライム－1 個 55g
- ほうれん草－2 つかみ 50g

作り方:

- 全ての材料を水洗いします。
- それぞれからよく果汁を絞り、新鮮なジュースを
  いただきます。

総カロリー: 193

ビタミン: ビタミン A 1785ug, ビタミン C 98 mg, カル
シウム 94mg

ミネラル: ナトリウム 156mg, ポタシウム 1459mg

糖質 33g

34.　FB ヘルス　ミックス

自身の健康は真剣にとらえるべきです。高血圧症ということは、深刻で、注意深くみていかなければいけません。血圧を維持し、安定させるのは、このジュースからはじめてみましょう。

効果:

フェンネルの球根のジュースを飲むことは、ポタシウムを含んでいるため、心臓に問題がある人にはとても効果的です。生姜は血液の循環を良くし、発熱にも効きます。

材料:

- リンゴ – 中 2 個 360g
- 葉付きフェンネルの球根- 1 個 230g
- 生姜- 1/2 房 12g
- 皮なしオレンジ- 1 個 130g

作り方:

- 全ての材料を水洗いします。
- それぞれからよく果汁を絞り、新鮮なジュースを
  いただきます。

総カロリー: 153

ビタミン: ビタミン A 15ug, ビタミン C 70mg, カルシウ
ム 118mg

ミネラル: ナトリウム 79mg, ポタシウム 1144mg

糖質 31g

35.　ビート　ファースト

健康問題の最大の解決法は、果物と野菜をジュースレシピに加えることです。パセリの風味と、このジュースから得られる効果と栄養素を確認してみて下さい。

効果:

パセリは血中の抗酸化物質を増やすとされ、動物実験に使われています。ビートは、肝臓をきれいにし、肝臓は脂肪を代謝させます。

材料:

- リンゴ – 中 1 個 180g
- ビート - 1/2 個 40g
- 人参 – 中 3 本 180g
- パセリ - 1 つかみ 40g
- ライム – ½ 個 30g

作り方:

- 全ての材料を水洗いします。
- それぞれからよく果汁を絞り、新鮮なジュースを
  いただきます。

総カロリー: 119

ビタミン: ビタミン A 1174ug, ビタミン C 45mg, カルシ
ウム 121mg

ミネラル: ナトリウム 190mg, ポタシウム 1005mg

糖質 22g

36. パイン A プラス　ジュース

パイナップルとリンゴの組み合わせがこのジュースを美味しくし、他の食材が、1 日の始まり、または日中に必要なビタミンを提供します。

効果:

パイナップルジュースはビタミンが豊富で、血圧を下げ、コレステロールも下げるといわれています。

材料:

- リンゴ – 中 1 個 180g
- レモン - 1/2 個 25g
- 皮なしオレンジ- 大 1 個 180g
- パイナップル - 1/4 個 225g
- きゅうり – 1 本 300g

作り方:

- 全ての材料を水洗いします。
- それぞれからよく果汁を絞り、新鮮なジュースを
  いただきます。

総カロリー: 215

ビタミン: ビタミン A 41ug, ビタミン C 140mg, カルシ
ウム 90mg

ミネラル: ナトリウム 5mg, ポタシウム 837mg

糖質 49g

37.　ダブル　マンゴー　オレンジ

もし身体を大事にしないで、歳をとると、様々な問題に対面することでしょう。その 1 つは高血圧です。このジュースは高血圧を管理するだけでなく、その他の病気を防ぎます。

効果:

オレンジはビタミン C が豊富で、白血球が感染症と戦うのを促進し、自然に免疫システムを作りだします。マンゴーはコレステロールを下げます。

材料:

- リンゴ – 大 1 個 223g
- 皮なしレモン - 1/2 個 29g
- 皮なしマンゴー - 1 個 336g
- オレンジ – 大 1 個 184g
- ほうれん草 – 50g

作り方:

- 全ての材料を水洗いします。
- それぞれからよく果汁を絞り、新鮮なジュースを
  いただきます。

総カロリー: 245

ビタミン: ビタミン A 146ug, ビタミン C 147mg, カルシ
ウム 91mg

ミネラル: ナトリウム 4mg, ポタシウム 860mg

糖質 50g

38.　オレンジ　デライト

このジュースを飲んでみて、１日のあなたのパフォーマンスや気分がどう変わるか試してみて下さい。１日すると効果がわかり、その後はもう欠かせなくなるでしょう。

効果:

人参は白血球の生産とパフォーマンスを上げ、免疫力を高めます。オレンジは高血圧を下げます。

材料:

- リンゴ − 大 2 個 400g
- 人参 − 中 5 本 200g
- オレンジ − 大 1 個 184g
- 桃 − 大 2 個 350g
- バナナ − 中 1 本 100g

作り方:

- 全ての材料を水洗いします。
- それぞれからよく果汁を絞り、新鮮なジュースを
  いただきます。

総カロリー: 379

ビタミン: ビタミン A 3376ug, ビタミン C 116mg, カル
シウム 220mg

ミネラル: ナトリウム 291mg, ポタシウム 2521mg

糖質 80g

39.　クランベリーライト

このジュースは、ベッドに入る前に身体をリラックスさせる効果がある為、夜に飲むと良いでしょう。また次の日の朝をスタートできるビタミンとミネラルが豊富に摂れます。

効果:

クランベリーはビタミンとミネラルの宝庫です。血圧を下げるだけでなく、血液の循環を促します。

材料:

- リンゴ – 中 3 個 546g
- クランベリー - 1/2 カップ, 50g
- 生姜 - 1/4 房　6g
- オレンジ – 大 1 個、184g
- ライム – ½ 個 25 g
- ほうれん草 – 50g

作り方:

* 全ての材料を水洗いします。
* それぞれからよく果汁を絞り、新鮮なジュースを いただきます。

総カロリー: 220

ビタミン: ビタミン A 23ug, ビタミン C 87mg, カルシウム 80mg

ミネラル: ナトリウム 5mg, ポタシウム 725mg

糖質 41g

40. ストレス軽減ミックス

もしストレスで悩まされているなら、このジュースがどういった効果をもたらすか見てください。豊富な栄養素が摂れるため、今ほどに健康についてストレスを感じずに済むでしょう。

効果:

セロリはカルシウムが豊富の為、精神を落ち着かせ、また高血圧も抑えます。生のセロリは高血圧を下げるので、食べるべきです。

材料:

- リンゴ – 中 1 個 180g
- セロリ – 大 2 本, 120gg
- 皮つきレモン- 1/2 個 42g
- バナナ – 中 1 本 100g

作り方:

- 全ての材料を水洗いします。
- それぞれからよく果汁を絞り、新鮮なジュースを
  いただきます。

総カロリー: 128

ビタミン: ビタミン A 101ug, ビタミン C 87mg, カルシ
ウム 140mg

ミネラル: ナトリウム 124mg, ポタシウム 1027mg

糖質 19g

41.　B ビクトリー

このジュースレシピはあなたのリストのトップにくるべきです。このジュースはビタミンとミネラルが豊富に含まれます。エネルギーのジャンプスタートをきれるよう、このジュースは朝に飲むのがベストです。

効果:

ビートは炭水化物が豊富で、即効のエネルギーをつくります。また、血液をきれいにします。

材料:

- リンゴ – 大 1 個 200g
- ビート - 1 個 170g
- 人参 – 中 4 本 241g
- セロリ - 大 1 本, 60g

作り方:

- 全ての材料を水洗いします。
- それぞれからよく果汁を絞り、新鮮なジュースを いただきます。

総カロリー: 155

ビタミン: ビタミン A 1292ug, ビタミン C 34mg, カルシ ウム 175mg

ミネラル: ナトリウム 300mg, ポタシウム 1750mg

糖質 30g

42.　　ダブル **AA**　ガルプ

食事のあと 30－60 分おいてから、このジュースを飲みましょう。作る前に、食材と作り方を確認しましょう。美味しく、ヘルシーなビタミンとミネラルの宝庫を楽しみましょう。

効果:

アボカドは心疾患のリスクを減らし、免疫力を高めます。

材料:

- リンゴ中 1 個 150g
- アボカド - 1 個 188g
- ライム - 1 個 60g
- ほうれん草 - 2 カップ 60g

作り方:

- 全ての材料を水洗いします。
- それぞれからよく果汁を絞り、新鮮なジュースを
  いただきます。

総カロリー: 353

ビタミン: ビタミン A 243ug, ビタミン C 47mg, カルシ
ウム 164mg

ミネラル: ナトリウム 152mg, ポタシウム 1788mg

糖質 20g

43.　BALK ジュース

もし高血圧を早く効率的に治したいなら、このジュースから始めましょう。手軽につくれ、あらゆる病気を防ぐ抗酸化物質が豊富に含まれます。

効果:

キウイには鉄分、銅、ビタミン等の栄養が含まれます。報告によると、これらは心疾患を減らす効果があるとされます。

材料:

- ブラックベリー- 1 カップ 120g
- キウイ - 1 個 69g
- リンゴ –大 2 個 360 g
- ライム – ½ 個 30 g

作り方:

- 全ての材料を水洗いします。
- それぞれからよく果汁を絞り、新鮮なジュースを
  いただきます。

総カロリー: 183

ビタミン: ビタミン A 80ug, ビタミン C 110mg, カルシ
ウム 75mg

ミネラル: ナトリウム 7mg, ポタシウム 560mg

糖質 30g

44. デイリー ダブル ミックス

ヘルシーなライフスタイルは毎日の運動と食生活の管理を含みます。だからこそ、豊富なベータカロチンで 1 日をスタートする為にジュースは朝に頻繁に飲むべきです。

効果:

セロリとリンゴは高血圧を下げるだけでなく、栄養価が高いです。

材料:

- 人参－大 2 本, 200g
- トマト－中 1 個 110g
- リンゴ－中 1 個 100g
- セロリ-1 本 50g

作り方:

- 全ての材料を水洗いします。
- それぞれからよく果汁を絞り、新鮮なジュースを
  いただきます。

総カロリー: 163

ビタミン: ビタミン A 400μg, ビタミン C 15mg, カルシ
ウム 20mg

ミネラル: ナトリウム 13mg, ポタシウム 223 mg

糖質 15g

45.　タンギー　ポテト

高血圧に効く方法をお探しなら、このジュースをどうやって作るかをみて、試してみて下さい。朝に飲むのが良いですが、日中でも構いません。見た目も良いですし、甘い食材をたくさん使うので、味も良いです。

効果:

オレンジはビタミンの宝庫ですし、高血圧を下げる効果があるといわれます。

材料:

- リンゴ－2 個, 360g
- セロリ - 1 本, 65g
- 皮をむいたオレンジ- 125g
- サツマイモ - 120g
- バナナ－中 1 本 100g

作り方:

- 全ての材料を水洗いします。
- それぞれからよく果汁を絞り、新鮮なジュースを
  いただきます。

総カロリー: 330

ビタミン: ビタミン A 690μg, ビタミン C 75mg, カルシ
ウム 150mg

ミネラル: ナトリウム 76mg, ポタシウム 349mg

糖質　55g

46.　パワーキック

健康によいジュースのレシピはたくさんありますが、このレシピは特に高血圧に効果があります。もしあなたの味覚には強すぎるようなら、ライムを省いても良いでしょう。

効果:

人参は白血球の働きを促進し、余分な水分を身体から出してくれます。血圧も下げる効果があるといわれています。

材料:

- 人参 – 中 2 本　120g
- セロリ - 1 本, 50g
- トマト – 中 2 個 220g
- バナナ – 中 1 本 100g
- ライム – ½ 個 25g

作り方:

- 全ての材料を水洗いします。
- それぞれからよく果汁を絞り、新鮮なジュースを
  いただきます。

総カロリー: 85

ビタミン: ビタミン A 900µg, ビタミン C 140mg, カル
シウム 197mg

ミネラル: ナトリウム 24mg, ポタシウム 268mg

糖質 14g

47.　マキシマム　ストレングス　ミックス

強い味と 1 日中続く素晴らしい効果のため、このジュースは朝に飲むのが良いでしょう。好みに合わせて、分量を増やしたり減らしたりして、自分のニーズを満たして下さい。

効果:

リンゴはビタミンの宝庫で、高血圧を下げ、栄養素がたくさん含まれているといわれます。

材料:

- リンゴ-　大 1 個 – 120g
- 生姜 - 45g
- 皮をむいたグレープフルーツ- 300g

作り方:

- 全ての材料を水洗いします。

- それぞれからよく果汁を絞り、新鮮なジュースを
  いただきます。

総カロリー: 220

ビタミン: ビタミン A 123µg, ビタミン C 200mg, カルシウム 139mg

ミネラル: ナトリウム 9mg, ポタシウム 220mg

糖質 42g

48.　ストロベリー　パンチ　ミックス

このジュースは、苺とレモンが含まれているため、ビタミン C が豊富です。加えて、人参からベータカロチンが摂れるため、このジュースは素晴らしいドリンクです。

効果:

苺は癌による致死率を減らし、心疾患のリスクを減らします。

材料:

- リンゴ – 大 1 個 120g
- レモン - 1/2 個 32g
- 苺 - 2 カップ, 230g
- 人参 - 小 1 本, 50g

作り方:

- 全ての材料を水洗いします。
- それぞれからよく果汁を絞り、新鮮なジュースを
  いただきます。

総カロリー: 190

ビタミン: ビタミン A 11μg, ビタミン C 185mg, カルシ
ウム 68mg

ミネラル: ナトリウム 4mg, ポタシウム 850mg

糖質 40g

49.　エクストラ　エネルギー　ジュース

　野菜と果物が身体に良いことは衆知の事実で、だからこそたくさんの野菜と果物を含んだジュースで、飲みやすい味のものから、始めるべきです。このレシピは　個性の強い食材を使っているため、味が気に入らない場合は、変えても大丈夫です。

効果:

調査によると、クランベリーは血圧を下げるだけでなく、免疫システムを高める効果があります。

材料:

* 芽キャベツ－1 個 17g

* きゅうり -1 本 300g

* パイナップル－¼個　220g

* ほうれん草－2 つかみ 50g

* クランベリー－2 カップ 190g

作り方:

- 全ての材料を水洗いします。
- それぞれからよく果汁を絞り、新鮮なジュースを
  いただきます。

総カロリー: 150

ビタミン: ビタミン A 410μg, ビタミン C 204mg, カル
シウム 209mg

ミネラル: ナトリウム 79mg, ポタシウム 470mg

糖質 34g

50. BOAP ジュース

時間に余裕がないライフスタイルで忙しい日々を過ごしているのは、高血圧を管理できない言い訳にはなりません。常日頃から、健康でいることを最優先し、それに必要なジュースを飲みましょう。

効果:

オレンジは心疾患を防ぐビタミン C を多く含み、血圧値を下げる効果もあります。

材料:

- リンゴ – 中 1 個 180g
- オレンジ – 大 2 個 365g
- 桃 – 中 2 個 300g
- バナナ – 中 1 本 120g

作り方:

- 全ての材料を水洗いします。
- それぞれからよく果汁を絞り、新鮮なジュースを
  いただきます。

総カロリー: 940

ビタミン: ビタミン A 50μg, ビタミン C 110mg, カルシ
ウム 100mg

ミネラル: ナトリウム 30mg, ポタシウム 120mg

糖質 40g

著者によるその他の作品

体重を減らすジュースレシピ 50:

10 日以内に痩せる方法

究極の体づくり:

薬やシェイクなしで、プロのボディビルダーやコーチの間で利用されている、体調・栄養・精神的な強さを、向上させるための効果的な秘密とコツを学びます

www.ingramcontent.com/pod-product-compliance
Lightning Source LLC
Chambersburg PA
CBHW062146020426
42334CB00020B/2529